BEI GRIN MACHT SICH IHR WISSEN BEZAHLT

- Wir veröffentlichen Ihre Hausarbeit,
  Bachelor- und Masterarbeit

- Ihr eigenes eBook und Buch -
  weltweit in allen wichtigen Shops

- Verdienen Sie an jedem Verkauf

Jetzt bei www.GRIN.com hochladen und kostenlos publizieren

Bibliografische Information der Deutschen Nationalbibliothek:

Die Deutsche Bibliothek verzeichnet diese Publikation in der Deutschen National-bibliografie; detaillierte bibliografische Daten sind im Internet über http://dnb.d-nb.de/ abrufbar.

Dieses Werk sowie alle darin enthaltenen einzelnen Beiträge und Abbildungen sind urheberrechtlich geschützt. Jede Verwertung, die nicht ausdrücklich vom Urheberrechtsschutz zugelassen ist, bedarf der vorherigen Zustimmung des Verla-ges. Das gilt insbesondere für Vervielfältigungen, Bearbeitungen, Übersetzungen, Mikroverfilmungen, Auswertungen durch Datenbanken und für die Einspeicherung und Verarbeitung in elektronische Systeme. Alle Rechte, auch die des auszugsweisen Nachdrucks, der fotomechanischen Wiedergabe (einschließlich Mikrokopie) sowie der Auswertung durch Datenbanken oder ähnliche Einrichtungen, vorbehalten.

Impressum:

Copyright © 2016 GRIN Verlag
Druck und Bindung: Books on Demand GmbH, Norderstedt Germany
ISBN: 9783668908765

Dieses Buch bei GRIN:

https://www.grin.com/document/461168

Melanie Zeitlmair-Lang

Auswirkungen Sozialer Ungleichheit auf die Gesundheit in der Bundesrepublik Deutschland

Auswirkungen des sozioökonomischen Status innerhalb einer sozial ungleichen Gesellschaft auf die Gesundheit

GRIN Verlag

GRIN - Your knowledge has value

Der GRIN Verlag publiziert seit 1998 wissenschaftliche Arbeiten von Studenten, Hochschullehrern und anderen Akademikern als eBook und gedrucktes Buch. Die Verlagswebsite www.grin.com ist die ideale Plattform zur Veröffentlichung von Hausarbeiten, Abschlussarbeiten, wissenschaftlichen Aufsätzen, Dissertationen und Fachbüchern.

„Auswirkungen Sozialer Ungleichheit auf die

Gesundheit in der Bundesrepublik Deutschland"

Studienarbeit
zur Veranstaltung Sozialpolitik

im Sommersemester 2016
der Katholischen Universität Eichstätt-Ingolstadt
Fakultät für Soziale Arbeit

vorgelegt von
Zeitlmair-Lang, Melanie
am 21.7.2016

Inhaltsverzeichnis

Abkürzungsverzeichnis:

IHK	ischämischer Herzkrankheiten
RKI	Robert Koch Institut
SöS	sozioökonomische Status
sU	soziale Ungleichheit

I. Einleitung

Durch meine Referat Recherchen zum sozialen Sicherungsnetz der BRD bin ich über die Gesundheitspolitik auf den Begriff der sozialen Ungleichheit (sU) gestoßen. Mich interessierte, ob die Gesundheit durch den Status innerhalb der Gesellschaft bedingt ist. Stefan Hradil behauptet, dass der moderne Mensch zunehmend denke, dass er ein selbstbestimmtes Leben führe, welches weniger vom Schicksal gelenkt würde. Die moderne Gesellschaft mache dabei immer mehr sich und andere für seine Gesundheit verantwortlich. Die Wissenschaft der Soziologie, weise jedoch darauf hin, dass individuelles Verhalten keinesfalls eine entscheidende Rolle spiele, wenn es um die Wahrscheinlichkeit gehe, einer Erkrankung oder eines relativ frühzeitigen Todes zu erliegen. Entscheidend sei hier der sozioökonomische Status.[1]

Dieser Behauptung möchte ich mit dieser Arbeit auf den Grund gehen, weshalb ich mich der Frage widme, ob der sozioökonomische Status (SöS) eines Individuums innerhalb einer sozial ungleichen Gesellschaft Auswirkungen auf die Gesundheit hat. Die Ausarbeitung beschränkt sich auf die Bundesrepublik Deutschland. Dazu habe ich zuerst den Begriff des SöS definiert. Des Weiteren erscheint es wichtig soziale Ungleichheit und ihre Dimensionen zu erläutern. Außerdem werde ich den Begriff der Gesundheit genauer in Augenschein nehmen. Obwohl sU sehr facettenreich ist, werde ich mich in meiner Arbeit auf die Auswirkung der sU auf die Gesundheit beschränken. Danach zeige ich durch den Vergleich von Studien, dass ein direkter Zusammenhang von Krankheit mit Ungleichheit in den Bereichen Bildung und Einkommen besteht. Die Lebenserwartung als Konsequenz der Qualität der Gesundheit wird ebenfalls im Bereich Gesundheit behandelt.

Um festzustellen, wie eine egalitärere Gesellschaft eine bessere Lebensqualität zur Folge hätte, werde ich die Studie von Richard Wilkinson und Kate Pickett heranziehen. Sie vergleichen im internationalen Kontext, Staaten mit starkem Ungleichheitsgefälle wie die USA mit egalitäreren Staaten wie Japan und Schweden. Ebenfalls ergeben sich durch die Ausführungen aus ihren Forschungen Maßnahmen um mehr Balance innerhalb des Gesellschaftsgefüges zu erreichen.

Für meine Arbeit habe ich mich auf die Auswertung von Forschungsliteratur beschränkt.

---

[1] vgl. Hradil, 2009, S. 35

II. Auswirkungen des sozioökonomischen Status innerhalb einer sozial ungleichen Gesellschaft auf die Gesundheit

1. Begrifflichkeiten

Um für ein besseres Verständnis der nachfolgenden Argumentation zu sorgen, werde ich den Begriff des SöS klären. Dieser ist ebenfalls zur Bestimmung der sU wichtig. Danach wird der Terminus der sozialen Ungleichheit zu den Dimensionen der sU abgegrenzt. Außerdem differenziere ich den Begriff der Gesundheit. Ebenfalls werden konträre Meinungen in diesen Bereichen aufgezeigt.

1.1. Was ist der sozioökonomische Status?

Der Terminus des SöS beschreibt für gewöhnlich die individuelle Position in einem durch sU ausgezeichneten Gesellschaftsgefüge.[2] Durch verschiedene Kriterien innerhalb eines sozialen Gefüges werden Stufen der Wertschätzung ermittelt. Dadurch können Personen je nach Ausprägung dieser Kriterien einem Status zugeordnet werden. Das daraus bestimmte Statuskontinuum kann in verschiedene Status unterteilt werden. Erst bei multiplen Faktoren mit verschiedenen Gewichtungen bereitet die Bestimmung des Gesamtstatus Probleme. Hierzu muss die Summe der Einzelstatus vergleichend behandelt werden, und in ihrer sozialen Bedeutung evaluiert werden. Das populärste Konzept hierzu ist der SöS.[3]

In der Empirischen Forschung wird der SöS mit Hilfe von drei Faktoren gemessen. Zum einen der Faktor „Bildung", der sich nach dem höchsten allgemein bildenden Schulabschluss richtet, erweitert um den Fach- bzw. Hochschulabschluss. Als weiteres Kriterium gilt der „Beruf", dieses wird um die Stellung im Beruf expandiert. Jedoch um den „tatsächlich ausgeübten Beruf" reduziert und in einen „Prestige-Core" umgesetzt. Zusätzlich fällt das Einkommen des Einzelnen, der Haushaltsgemeinschaft und die Anzahl derer die zum Einkommen des Haushalts Beitragenden ins Gewicht. Die Innbezugnahme des kulturellen Niveaus, der regionalen Herkunft, wie auch ethnologische Bestimmung konnte sich auf Dauer nicht durchsetzen. Sowie auch der Beruf meist direkt abhängig vom Bildungsabschluss ist, so ist auch das Einkommen bedingt durch den Beruf. Durch diese Interdependenzen wird der

---

[2] vgl. Lampert / Kroll, 2009, S. 310
[3] vgl. Schäfers / Kopp, 2006, S.249

Beruf zum zentralen Merkmal des SöS.[4] Man geht davon aus, dass das Niveau der Schul- und Berufsausbildung über die späteren Berufe entscheidet. Berufe sind Mediatoren zwischen Schul- und Ausbildungsabschlüssen und Einkommenslagen, weil sie bestimmte Qualifikationen voraussetzen und zu bestimmten Einkommen führen. Einkommen wird in Chancen zur Teilhabe an Macht umgesetzt. Hierbei ist die indirekte Auswirkung von Bildung auf das Einkommen maximiert und der direkte Einfluss gleichzeitig minimiert.[5] Betrachtet man komplexe Industriestaaten, so wird dem Berufsstatus hier weitaus mehr Bedeutung zugesprochen, da häufig die Ungleichheitsdimensionen wie Ausbildungsniveau, Prestige, Macht, Einkommen, Besitz und Vermögen mit der beruflichen Stellung einhergehen.[6]

In dieser Arbeit wird der SöS verwendet, da dieser eine Vielzahl an Merkmalen beinhaltet, die für das weitere Verständnis sozialer Ungleichheit maßgeblich sind.

1.2. Was ist soziale Ungleichheit und deren Dimensionen?

1.2.1. Der Begriff der sozialen Ungleichheit

Der mehr oder minder hohe SöS einer Person innerhalb einer Gesellschaft kann nur als Charakteristikum vergleichend zu anderen Personen innerhalb eines Sozialsystems betrachtet werden. Ungleichheit kann nur entstehen wenn eine unausgewogene Distribution von Ressourcen vorliegt. Verschiedene Formen und Verfestigungen sU zeigen sich in sozialen Systemen zum Beispiel als Kaste, Stand, Klasse oder Sozialschicht. In verschiedenen Gesellschaften sind unterschiedliche Haltungen gegenüber sozialer Dysbalance denkbar. Sie kann als naturgegeben angesehen werden, wie auch Aristoteles und die Sozialdarwinisten der Meinung waren. Thomas von Aquin dagegen sah diese gesellschaftliche Differenz als gottgewollt an. Außerdem gilt sie solange als akzeptiert, solange gewisse Toleranzgrenzen nicht überschritten sind. Durch Kompensation von Seiten des Staates werden Chancengleichheit und soziale Mobilität reguliert und somit in einem akzeptablen Rahmen gehalten. Revolutionäre Veränderungen des sozialen Gefüges treten immer dann auf, wenn Unterschiede unzumutbar und in Form von Ausbeutung und Unterdrückung sichtbar werden.[7] Ungleichheit ist meist die Ursache sozialer Missstände.[8] Aristoteles findet, obwohl er Vertreter der nicht egalitären Gerechtigkeitsauffassung ist, dass der Ungerechte die Gleichheit

---

[4] vgl. Hoffmeyer-Zlotnik, 1993, S.135f
[5] vgl. Maaz, 2006, S. 111
[6] vgl. Schäfers / Kopp, 2006, S. 313
[7] vgl. Schäfers / Kopp, 2006, S. 329-330
[8] vgl. Wilkinson / Pickett, 2010, S. 2

verletzt und dass die ungerechte Tat Ungleichheit bedeutet. Also muss das Gerechte Gleichheit bedeuten, wenn das Ungerechte Ungleichheit bedeutet.[9]

Als Attribute sU werden dabei alle Gegensätze in Augenschein genommen, die die Vorstellung von besser oder schlechter, höher- oder tiefergestellt, bevorrechtigt oder benachteiligt usw. aufzeigen. Sie werden vom soziologischen Umfeld als mehr oder minder wertvolle Güter bewertet. Die Einstufung entsteht durch Werte der Bevölkerung, die bestimmte „Vorstellung des Wünschenswerten" haben. Neben der Valenz bestimmt die Quantität dieser Ressourcen über die Lebensqualität. Höher gestellt sind jene Menschen mit der höheren Anzahl an wertvollen Gütern.

Ob Faktoren wie Bildung, Gesundheit, Wohlstand oder Individual-Autonomie als wünschenswert angesehen werden unterliegt einem historischen Wandel und somit dem Zeitgeist. Zum Anderen muss bestimmt werden, wie die wertvollen Komponenten verteilt sein müssen, um als ungleich zu gelten.

Es wird zwischen absoluter Ungleichheit und relativer Ungleichheit differenziert. Absolut ist die Ungleichheit wenn ein Mitglied der Gesellschaft von einem mehr des dienlichen Gutes hat. Relativ ist die Ungleichheit dann, wenn ein Individuum weniger bekommt als ihm zusteht. Der soziologische Begriff sozialer Ungleichheit ist also weniger mit Ungerechtigkeit oder einem sozialen Problem gleich zu setzten, viel mehr steht es offen, dies zu erforschen. Es gilt also festzustellen, in wie weit eine problematische Disparität vorliegt, da sie illegitim ist, oder ob diese gerechtfertigt scheint. Dagegen sind nicht alle Besser- und Schlechterstellungen, oder Vor- und Nachteile Merkmale mangelnder gesellschaftlicher Balance, sondern nur jene, die in gesellschaftlich strukturierter, vergleichsweise beständiger und verallgemeinerbarer Form zur Verteilung kommen. Dies trifft beispielsweise auf Einkommens- und Machtunterschiede zu, die an bestimmte berufliche Stellungen geknüpft sind. Ihre Bindung an relativ konstante gesellschaftliche Beziehungen und Positionen unterscheidet soziale von anderen Ungleichheiten. Wenngleich Behinderung oder das Individuum betreffende psychische Problematiken zu außerordentlichen Unterschieden führen kann, gelten diese im soziologischen Sinne nicht als sUen.[10]

---

[9] vgl. Hinsch, 2016, S. 26ff, zitiert nach Aristoteles aus Nikomachische Ethik: 1131a
[10] vgl. Hradil, 2001, S. 28-32

Mit Hilfe von „allgemein anerkannten" Lebenszielen kann man zur systematischen Gewinnung von Dimensionen sU gelangen. Die Bandbreite der als rechtmäßig anerkannten Lebensziele hat sich in den letzten Jahren stark erweitert. Seit den 70er Jahren haben sich die Lebensziele der Bevölkerung in Deutschland um Forderungen nach existenzieller Sicherheit, nach Entlastung von aufreibenden Lebens- und Arbeitsbedingungen, Gesundheit und nach Partizipation an öffentlichen Entscheidungen expandiert. Der Staat war dazu aufgefordert den Ansprüchen, neben den bereits bestandenen ökonomischen Ansprüchen nachzukommen. Dies war die Transformation der Wohlstandsgesellschaft zur Wohlfahrtsgesellschaft. Die Lebensqualität erhielt immer mehr Bedeutung und damit stiegen auch die Anforderungen an den wohlfahrtlichen Staat die sU zu verringern. Dies geschah durch die Minimierung von Arbeitslosigkeitsrisiken, Armutsrisiken und der Verbesserung der wirkungsvollen Absicherung dieser Risiken. Zum Ende der 70er Jahre stieg der Bedeutung von Freizeit-, Wohn-, Umweltbedingungen, sowie das Bedürfnis der Menschen nach Integration, Selbstverwirklichung und Emanzipation. Diese sozialen Ziele, die sich direkt an die Mitmenschen richteten, unterdrückten weder die ökonomischen, noch die wohlfahrtsstaatlichen Lebensziele der Menschen. Vielmehr verstärkte sich die Wahrnehmung der Erscheinungsformen sU und zeigte das Ausmaß ungleicher Möglichkeiten zur Umsetzung dieser sozialen Ziele auf. Speziell für gendertypische Einschränkungen, Diskriminierung und Privilegien im Alltagsleben wurde der Blick geschärft. Dadurch geschieht die Transition in ein umfangreicheres Menschen- und Gesellschaftsbild. Hier gehen nicht nur Arbeitswelt, sondern auch staatliche Vorsorge und individueller Kontakt in die Dimensionen ein. Außerdem werden passive Faktoren, denen das Individuum automatisch unterliegt, sowie auch aktive handlungsorientierte Komponenten in die Erscheinungsformen mangelnder gesellschaftlicher Balance aufgenommen.[11]

Ungleiche Gesellschaften verstärken soziale Ängste und verschärfen den Konkurrenzkampf um den Status. Ein Schwund an Vertrauen, Freundschaften und gesellschaftlichen Bindungen ist in sozialen Gefügen mit gesellschaftlichen Dysbalancen zu erkennen. Statuskonkurrenz und auch Überbelastung am Arbeitsplatz ist besonders bei Männern in weniger egalitären Gebieten zu verzeichnen. Dadurch lässt sich auch die Tendenz zur Gewaltanwendung auf mangelnde gesellschaftliche Einkommens- und Vermögensungleichheiten zurückführen.

---

[11] vgl. Hradil 1987, S. 146-148, zitiert nach J. Habermas, 1985

Ebenfalls zeigt sich in Gebieten mit hoher sU eine hohe Zahl kranker, depressiver, unglücklicher und übergewichtiger Menschen. [12] Die Erscheinungsformen Sozialer Dysbalance zeigen sich in Form von materiellem Wohlstand, Macht und Prestige. Nach der Industrialisierung hat der Faktor Bildung an Bedeutung gewonnen. Gesundheit, Handlungsmöglichkeiten und der Zugang zu Ressourcen in modernen Gesellschaften wurden ebenfalls relevant. Es wird weiterhin zwischen subjektiver sU wie zum Beispiel Macht, Prestige, Integration, vorteilhafter und nachteiliger Mentalität und objektiver sU wie zum Beispiel dem formalen Bildungsgrad unterschieden. Das Bildungsniveau hat kontemporär direkten Einfluss auf erstrebenswerte Ziele wie Wohlstand, Gesundheit, Sicherheit, Integration oder Ansehen. Der Zugewinn des gewünschten Wohlstandes äußert sich zum Beispiel im Ausmaß von Freiheit, Kontakten, Gesundheitschancen, Morbidität, Selbstbewusstsein. Indikatoren zur empirischen Erfassung der materiellen Dimensionen gesellschaftlicher Disparität findet man in Institutionen wie Geld und formalen Bildungsabschlüssen. [13]

1.3.   Was ist Gesundheit?

Zur Klärung des Gesundheitsbegriffes im Folgenden eine Beschreibung der Weltgesundheitsorganisation (WHO) aus dem Jahr 1948:
„Gesundheit ist der Zustand des vollkommenen physischen, psychischen und sozialen Wohlbefindens, nicht lediglich die Abwesenheit von Krankheit." Da diese Definition viele ältere Menschen mit chronisch-degenerativen Leiden als krank darstellen würde, wurde dazu übergegangen, dass derjenige als gesund gilt, der frei von vorübergehenden Krankheiten ist, die psychische und physische Beeinträchtigungen mit sich bringen. Außerdem muss eine nicht stark vom Durchschnitt abweichende Funktion des Körpers und der Organe gegeben sein. Die psychische und geistige Reaktion soll ebenfalls einer altersgemäßen, durchschnittlichen Norm entsprechen. Es ist ebenfalls zu beachten, dass das subjektive Gesundheitsempfinden unabhängig von medizinischen Befunden ist, sondern eher wechselnden Einflüssen und Wertvorstellungen unterliegt. [14] Bäcker hat hier zu bemängeln, dass die WHO dem subjektiven Empfinden große Bedeutung zuspricht und zu stark generalisiert. Um eine sozialpolitisch dienliche und rechtlich akkurate Definition zur

---

[12] vgl. Wilkinson / Pickett, 2009, S. 32-39
[13] vgl. Hradil 2001, S. 31ff.
[14] vgl. Hanle, 1989, S. 439-440

7

Differenzierung von Krankheit und Gesundheit kann sie folglich nicht dienen. Nach einem Urteil des Bundesverfassungsgerichts von 1972 ist unter Krankheit ein nicht den Richtlinien körperlicher oder geistiger Zustand zu verstehen, der entweder ausschließlich eine ärztlicher Behandlung benötigt, oder ebenfalls oder in Ausnahmefällen auch nur zur Arbeitsunfähigkeit führt.[15] Des Weiteren wird die Gesundheit an fundamentalen Bedingungen gebunden: Diese sind Frieden, angemessene Wohnbedingungen, Bildung, Ernährung, Einkommen, ein stabiles Öko-System, eine sorgfältige Verwendung vorhandener Naturressourcen, soziale Gerechtigkeit und Chancengleichheit.[16] Mit dem salutoginesischen Ansatz konzentriert sich die Gesundheitswissenschaft auf den Erhalt der Gesundheit, nicht mehr auf die Frage was den Menschen krank macht. Gesund ist eine Person dann, wenn sie sich körperlich, psychisch und sozial in Übereinstimmung seiner Leistungen an ihre Erwartungen und mit ihren Möglichkeiten befindet. Eine Beeinträchtigung und möglicherweise eine Krankheit liegen dann vor, wenn sich Anforderungen ergeben, die nicht bewältigt werden können.[17]

2. Soziale Ungleichheit im Gesundheitssystem

„Weil du arm bist musst du früher sterben." Mit diesem provokanten Titel des Spielfilms aus dem Jahre 1956 regt Paul May ein heikles Thema an. Um sich über die Thematik, die heute immer noch brisant ist, Klarheit zu erlangen, veröffentlichte das Robert Koch Institut (RKI) 2005 eine Studie über „Armut, soziale Ungleichheit und Gesundheit". Es wurden verschiedene Indikatoren der Gesundheit zusammen mit dem SöS untersucht. Angefangen mit der subjektiven Wahrnehmung der Gesundheit, die nach der Ottawa Charta der WHO von 1986 nun mehr Beachtung findet. Besonders auffällig ist der Unterschied in der Einschätzung der subjektiven Gesundheit bei den 30- bis 44-jährigen Männern. Die Quote der männlichen Befragten der Armutsrisikogruppe und der prekären Wohlstandsgruppe die ihre Gesundheit als „weniger gut" oder „schlecht" einschätzten, ist im Vergleich zur einkommensstärksten Gruppe viermal so hoch.[18]

Fettleibigkeit gehört nicht mehr wie einst zu den Merkmalen von Wohlstand, sondern die Armut lässt sich anhand von Adipositas ableiten. Dies wurde nach dem Mauerfall sichtbar, als in den neuen Bundesländern der BRD eine außerordentliche Zunahme an starkem

---

[15] vgl. Bäcker, 2008, S. 92-93
[16] vgl. World Health Organisation, 1986, Ottawa Charter for Health Promotion
[17] vgl. Bäcker, 2008, S. 93
[18] vgl. Robert Koch Institut, 2005, S. 28-29

Übergewicht bemerkt wurde. Dies lag nicht an zunehmendem Wohlstand, sondern an ungleich verteilten Einkommen zwischen Ost und West.[19] Auf Bundesebene ist zu erkennen, dass besonders Frauen eines niedrigen Sozialstatus ab einem Alter von 30 Jahren mehr als drei mal sooft unter Adipositas leiden. Ebenfalls können ähnliche Tendenzen bei Männern des niederen SöS verzeichnet werden. Zwar haben diese zwischen 30 und 40 Jahren eine mehr als vierfache Chance unter Fettleibigkeit zu leiden, jedoch ist sie ab dem Alter von 65 Jahren nur noch weniger als doppelt so hoch.[20]

Nach der Auswertung von Gesundheitsdaten zwischen 2008 und 2011 der deutschen Bevölkerung, publizierte das RIK 2015 die Studie „Gesundheit in Deutschland". Dadurch verdeutlicht sich der Einfluss des SöS auf die Gesundheit. Bei Frauen mit niedrigem Status zeigte sich beispielsweise eine Erkrankung an Diabetes mellitus fast viermal so oft wie bei Frauen von hohem Status.[21]

Die AOK behauptet, dass die Einflüsse die zum Ausbruch von Krankheiten führen unabhängig von der Qualität und dem Zugang zu medizinischer Versorgung sind.[22] Dass Krankenkassenmitglieder jeder gesetzlichen Krankenkasse, unabhängig vom SöS, alle 2 Jahre Anspruch auf Früherkennung haben, betonte die Studie des RKIs. Danach können Herz-Kreislauf-Erkrankungen, Nierenerkrankungen und Diabetes mellitus, sowie familiäre Risikofaktoren im Rahmen eines Check-ups untersucht werden. Jedoch wird dieses Angebot nur von 50% der erwachsenen Mitglieder genutzt. Die Inanspruchnahme von Check-ups fällt mit dem SöS.[23]

Die Gesetzliche Krankenkasse stellte hierzu anhand ihrer Daten das Risiko männlicher und weiblicher berufstätiger Mitglieder zwischen 25 und 65 Jahren an ischämischer Herzkrankheiten (IHK) zu erkranken. Besonders ausgeprägt sind die Unterschiede bei ihren männlichen Klienten. Es erwies sich, dass Facharbeiter ein 170%es höheres Risiko besitzen an IHK zu erkranken als Führungskräfte und Angestellte. Bei Ungelernten und Angelernten beläuft sich das Risiko auf 200%. Haupt- und Realschülern haben im Vergleich zu Abiturienten mit FH oder Universitätsabschluss mit einem erhöhten Risiko von 350% zu rechen. Für Haupt- und Realschüler ohne Ausbildungsabschluss erhöht sich das Risiko um

---

[19] vgl. Wilkinson / Pickett, 2009, S. 123, zitiert nach Biewen, M., (2003): Income inequality in Germany during the 1980s and 1990s. 2000. und nach Hesse, V. (2003): Alterations in height, weight, and body mass index of newborns, children, and young adults in eastern Germany after German reunification.
[20] vgl. Robert Koch Institut, 2015, S. 151-153
[21] vgl. Robert Koch Institut, 2015, S. 61-65
[22] vgl. Peter / Geyer, 2009, S. 11
[23] vgl. Robert Koch Institut, 2015, S. 259

500%. Im Gegenzug wurden die Risiken an IHK zu erkranken in verschiedenen Einkommensschichten verglichen. Es ergab sich, dass die unteren 20% eine 130% größere Gefahr haben einen Herzinfarkt zu erleiden. Beim Vergleich der Qualifikationsgruppen zeigte sich, dass die unterste Gruppe zur obersten eine 250% größere Wahrscheinlichkeit hat an IHK zu erkranken. Die AOK folgert, dass das Einkommen eine zweitrangige Rolle in Bezug auf IHK spielt, wogegen die berufliche Position und die Qualifikation determinierende Faktoren sind.

Des Weiteren findet oben genannte Krankenkasse keinen Zusammenhang, beim Vergleich des Einkommens mit der beruflichen Position mit der Mortalität nach Krebserkrankungen. Eine Sonderstellung hat hier der Lungenkrebs, dieser führt bei den untersten 20% mit einer über 200%-igen Chance zum Exitus.[24]

Eine Studie des Deutschen Instituts für Wirtschaftsforschung zeigt auf Basis des Sozioökonomischen Panels, die den SöS als Determinante verwendet, dass Männer der höchsten Einkommensgruppe verglichen mit der unteren Einkommensgruppe bei der Geburt eine höhere Lebenserwartung von 11 Jahren haben. Die einkommensstarken Frauen unterscheiden sich hingegen nur um acht Jahre von den Einkommensschwachen.[25]

Anders als die AOK stellt Klein fest, dass Faktoren des Lebensstils, wie der Konsum von Tabak und Alkohol, Ernährungsgewohnheiten, sportliche Aktivität und Schlafdauer nachhaltige Auswirkungen auf die Gesamtsterblichkeit von Männern habe jedoch das Bildungsniveau, statistisch als nicht relevant erscheine. Festzustellen sei dennoch, dass die Bildung bei der Mortalität durch Krebs eine schwerwiegendere Rolle spiele.[26]

Dass Bildung keine Rolle im Bezug auf die Sterblichkeit spielt, widerlegt eine Studie des Statistischen Bundesamts. Es werden die Ausbildungsjahre mit dem Mortalitäts-Risiko in Abhängigkeit gesetzt. Die Daten sprechen dafür, dass die Gruppe mit weniger als 9 Jahren Bildungserfahrung eine 50% höhere Mortalität hat als die Bildungsgruppe mit mehr als 15 Jahren Bildung.[27]

Ebenfalls wird die durch den SöS verursachte gesundheitliche Ungleichheit auch reproduziert, weil gesundheitlich wichtige Lebensstile, Wissen und Motivation durch eine Teilnahme in Gesundheitsprogrammen zur gesellschaftlichen Partizipation und Aufwertung von sozialen Kontakten genutzt werden. Ökonomisches Kapital ist zur Teilhabe nötig, ebenfalls wie zur

---

[24] vgl. Peter / Geyer, 2009, S. 11
[25] vgl. Kroh, 2012
[26] vgl. Klein, 2001, S.384ff
[27] vgl. Mielck, 2000, zitiert nach Statistisches Bundesamt, 1998, S.111

Anschaffung von Material zur Umsetzung der Gesundheitsmotivation. Mit einem sportlichen Lebensstil folgt neben Gesundheitsgewinnen auch der Statuserwerb, wie auch das Display der Zugehörigkeit zu einer bestimmten Bevölkerungsschicht. Durch die Ausübung eines gesundheitsrelevanten Lebensstils und die Ausstattung ebenso relevantem kulturellem Kapital in Verbindung mit der Bildung kollektiver Muster gesundheitsrelevanter Lebensstile leisten sie einen beachtenswerten Beitrag zur Differenzierung des SöS. Ein schlechterer SöS würde die Gesundheitschancen verringern, die wiederum den SöS negativ beeinflussen würden. Kapitalschwächere Menschen verfügen somit über weniger günstige Voraussetzungen für eine Statusverbesserung hinsichtlich ihrer Gesundheitschancen. [28]

3. Maßnahmen für Wohlstand, Gleichheit, Glück und Gesundheit in der Gesellschaft

„Statuskonkurrenz macht alle unglücklich" [29] Dies bestätigten auch Richard Wilkinson und Kate Pickett in ihrer empirischen Studie *Gleichheit ist Glück*. Sie widmen sich den Fragen, ob bestimmte Krankheiten außerordentlich häufig in bestimmten Schichten auftreten, und ob diese auf einen verminderten Zugang zur Krankenversorgung schließen lässt. Dieser methodologische Ansatz, erlaubt es ihnen, das Risiko einer Krankheit nicht mehr nur im Individuum zu suchen, sondern lässt sie die Ursachen in sozioökonomischen Strukturen erkennen. [30] Sie belegen eine Grundthese der Demokratie, die besagt, dass eine gerechte Gesellschaft in der Einkommen, Vermögen und Macht gerecht verteilt sind, eine bessere Gesellschaft ist. [31] Diese Meinung teilt auch Aristoteles, bei dem Gerechtigkeit, bezogen auf die Güterverteilung nur ein Kriterium hat, und das ist die Gleichheit. Als ungerecht gilt, wer mehr haben will als andere. Gerecht dagegen handelt der, der nicht mehr haben will als andere, sei es wegen seines Vorteils oder nur der Lust wegen. Derjenige ist gerecht, der dem anderen keine Güter vorenthält, oder entwendet. [32] Zur proportionalen Verstärkung des Glücks durch Wohlstand sagt Bentham hierzu:

> *„So far as depends upon wealth, of two persons having unequal fortunes, he who has most wealth must have a legislator be regarded as having most happiness. But quantity of happiness will not go on increasing in anything near the same proportion as the*

---

[28] vgl. Abel, 2009, S.195ff
[29] vgl. Jensen / Scheub, 2014, S. 89 ff
[30] vgl. Wilkinson / Pickett, 2009, S.11
[31] vgl. Wilkinson / Pickett, 2009, S.47-60
[32] vgl. Hinsch, 2006, S. 26ff, zitiert nach Aristoteles aus Nikomachische Ethik: 1130a

quantity of wealth: ten thousand times the quantity of wealth will not bring with it ten thousand times the quantity of happiness. It will even be matter of doubt, weather ten thousand times the wealth will in general bring with it twice the happiness. The effect of wealth in the production of happiness goes on diminishing, as the quantity by wich the wealth of one man exeeds that of another goes increasing: in other words, the quantity of happiness produced by a particle of wealth (each particle being of the same magnitude) will be less and less at every particle; the second will produce less than the first, the third than the second and so on. "[33]

Dies wird von Pickett und Wilkinson bestätigt, wenn sie feststellen, dass ab einem bestimmten pro Kopf Einkommen von 30.000 bis 40.000 Dollar im Jahr weder eine Verbesserung der Lebensqualität, noch eine Veränderung der Sterblichkeitsrate mehr festgestellt werden kann. Dagegen leiden in wohlständigen Industriestaaten immer mehr Menschen unter Ängsten und Depressionen. Ebenfalls steigt die Kriminalitätsrate und es findet ein Wertverfall innerhalb der Gesellschaft statt.[34]

Um weniger Ungleichheit in der Gesellschaft zu erreichen, schlagen Pickett und Wilkinson eine Umverteilung der Steuern bis zur Einschränkung von zu hohen Spitzenlöhnen vor. Die Spitzenlöhne der Unternehmen in Japan sind statt 41-fach, wie in den USA, nur 16-fach so hoch wie die der Arbeiter im untersten Lohnsektor. Außerdem geben sie an, dass es sinnvoll wäre, wie andere egalitärere Länder eine Angleichung der Löhne vor der Steuer anzustreben. Dadurch würde eine Umverteilung geringer ausfallen oder entfallen. Ebenfalls könnte die Vermeidung von Schlupflöchern im Steuersystem und Mindestlohn zu einer egalitäreren Gesellschaft führen. Auch schlagen sie ein Wirtschaftssystem vor, das nicht auf Profitmaximierung angewiesen ist, wie Genossenschaften, Kooperativen, oder Beteiligung der Arbeitnehmer am Eigentum des Unternehmens. Pickett und Wilkinson schließen sich der Meinung Herman Daly's an, wonach das Festhalten am Wirtschaftswachstum aufzugeben sei. Darüber hinaus konsumieren Menschen in gleicheren Gesellschaften weniger Güter, da die Statuskonkurrenz geringer ist. Dadurch kann also dem Einzelnen, aber auch der Umwelt und der Wirtschaft geholfen werden. Aber im Allgemeinen ist nicht wichtig auf welchem Wege mehr Gleichheit erzielt wird, sondern wie sehr die Gleichheit ausgeprägt ist. Es macht keinen Sinn nach ungleicher Verteilung des Vermögens einen Ausgleich in der Behebung sozialer Missstände zu suchen. Weiterhin zeigt sich, dass Investitionen in Bildung und Kindergärten

---

[33] vgl. Bentham / Bowring, 1843, S. 228-229
[34] vgl. Wilkinson / Pickett, 2009, S.47-60

die Notwendigkeit von Strafvollzugsanstalten vermindern. Ebenfalls kann die Belastung des wohlfahrtlichen Staates dadurch gemindert werden, da weniger Kriminelle weniger Kosten verursachen, jedoch mehr Steuern zahlen.

Als weitere Maßnahme schlagen Wilkinson und Pickett die Bildung eines politischen Willens in der Bevölkerung vor. Bisher gibt es Bewegungen die für Umweltschutz, für eine Verbesserung der Behandlung von Asylsuchenden, für das Überleben der Wale, etc. eintreten, aber nicht für mehr Gleichheit in der Gesellschaft. Die meisten Menschen wollen eine gleichere Einkommensverteilung, jedoch fehlen Visionen zu etablieren.

Außerdem sprechen sie von einer Bedürfnisbefriedigung, die von Jedermann erlangt werden kann, da die Güter für alle zugänglich sind und nicht durch die Höhe des Einkommens beschränkt sind. Veränderungen, so akzentuieren die Wissenschaftler, müssen aber vorangetrieben werden und entstehen nur durch aktive Partizipation der Gesellschaft.[35]

III. Fazit

Ziel der vorliegenden Studie war es zu prüfen, ob die Gesundheit im Zusammenhang mit sozialer Ungleichheit steht. Dabei ergab sich, dass Menschen mit niedrigem SöS bereits bei ihrer Geburt schlechtere Chancen auf ein ebenso langes und gesundes Leben haben wie Personen mit hohem Status. Ebenfalls ist die die Wahrscheinlichkeit für diese Personengruppe wesentlich höher an Adipositas, Lungenkrebs, ischämischer Herzkrankheiten oder Diabetes mellitus zu erkranken. Zwar kann anhand dieses Befundes darauf geschlossen werden, dass eine Abhängigkeit der Gesundheit durch den SöS gegeben ist, andererseits musste festgestellt werden, dass trotz gleichem Zugang und gleicher Qualität der medizinischen Versorgung der in Deutschland wohnenden Bevölkerung, nur 50% der Versicherten gesetzlicher Krankenkassen an Vorsorgeuntersuchungen zur Früherkennung teilnehmen. Die individuelle Inanspruchnahme dieser Angebote steigt mit zunehmendem SöS. Warum Möglichkeiten zur Vorsorge und die Ausübung eines gesundheitsrelevanten Lebensstils nicht gleichermaßen in Anspruch genommen werden, konnte in dieser Arbeit nicht evaluiert werden. Zu Hradils Behauptung, Gesundheit sei von der Gesellschaft in eigener Verantwortung gesehen, jedoch von der Soziologie als durch den SöS determiniert,[36] sehe ich Forschungsbedarf, da sich dadurch Maßnahmen ergeben könnten um eine vertikale Mobilität durch Vermeidung der

---

[35] vgl. Wilkinson / Pickett, 2009, S. 270-304
[36] vgl. Hradil, 2009, a.a.O., S.35

Reproduktion von ungleichen Gesundheitschancen zu erreichen. Möglichkeiten der Veränderung zu einer gleicheren und somit glücklicheren Gesellschaft sehen Wilkinson und Pickett auf Makro-Ebene. Hilfreich seien Optimierungen im Bereich der Steuerpolitik, der Löhne und eine Vermögensumverteilung. Ebenfalls sollte eine andere Wirtschaftsform, die weder auf Wachstum noch auf Profitmaximierung angewiesen sei fokussiert werden. Außerdem sei es erstrebenswert auf Mikro-Ebene einen politischen Willen zu generieren, der die Vision der gleicheren Einkommensverteilung aktiv verfolgt.

Insofern steht zu hoffen, dass sich in Zukunft auf Mikro-Ebene und Makro-Ebene eine Modifikation vollziehen wird.

V. Literaturverzeichnis

Abel, T. (2009): Kulturelles Kapital, kollektive Lebensstile und die soziale Reproduktion gesundheitlicher Ungleichheit. In: Richter, M. / Hurrelmann, K. (Hg.): Gesundheitliche Ungleichheit Grundlagen, Probleme, Perspektiven. 2. Auflage. Wiesbaden: S. 195ff.

Bäcker, G. (2008): Sozialpolitik und soziale Lage in Deutschland. Band 2: Gesundheit, Familie. 4. Auflage. Wiesbaden: VS Verlag für Sozialwissenschaften.

Bentham, J. / Bowring, J. (1843): The works of Jeremy Bentham. Band 3. Edinburg: W. Tait.

Hanle, A. / Drosdowski, G. / Scholze-Stubenrecht, W. (Hg.) (1989): Brockhaus Enzyklopädie in vierundzwanzig Bänden. Achter Band. FRU-GOS. Gesundheit. Mannheim: F. A. Brockhaus. 19. Auflage. S. 439-440.

Hinsch, W. (2016): Die gerechte Gesellschaft. Eine philosophische Orientierung. Stuttgart: Reclam.

Hoffmeyer-Zlotnik, J. H. P. (1993): Operationalisierung von "Beruf" als zentrale Variable zur Messung von sozioökonomischem Status. In: ZUMA Nachrichten 17. Mannheim: GESIS – Leibniz-Institut für Sozialwissenschaften. Und online im Internet: URN: http://nbn-resolving.de/urn:nbn:de:0168-ssoar-222308 (Zugriff v. 01.6.16).

Hradil, S. (1987): Soziastrukturanalyse in einer fortgeschrittenen Gesellschaft. Leverkusen: Leske und Budrich.

Hradil, S. (2001): Soziale Ungleichheit in Deutschland. 8. Auflage. Mainz: VS Verlag für Sozialwissenschaften.

Hradil, S. (2009): Was prägt das Krankheitsrisiko: Schicht, Lage, Lebensstil? In: Richter, M. / Hurrelmann, K. (Hg.): Gesundheitliche Ungleichheit Grundlagen, Probleme, Perspektiven. 2. Auflage. Wiesbaden: S. 34-54.

Jensen, A. / Scheub, U. (2014): Glücksökonomie. Wer teilt hat mehr vom Leben. München: oekom Verlag.

Maaz, K. (2006): Soziale Herkunft und Hochschulzugang. Effekte institutioneller Öffnung im Bildungssystem. Wiesbaden: VS Verlag für Sozialwissenschaften.

Mielck, A. (2000): Soziale Ungleichheit und Gesundheit. Empirische Ergebnisse, Erklärungsansätze, Interventionsmöglichkeiten. Bern: Verlag Hans Huber.

Klein, T. / Schneider, S. (2001): Bildung und Mortalität. Bedeutung gesundheitsrelevanter Aspekte des Lebensstils. In: Zeitschrift für Soziologie, Heft 5. S. 384-400.

Kroh, M. (2012): Einkommen und Lebenserwartung. Menschen mit Hohem Einkomme leben länger. für das Deutsche Institut für Wirtschaftsforschung e.V. Online im Internet: https://www.diw.de/documents/publikationen/73/diw_01.c.408361.de/12-38-1.pdf (Zugriff v. 01.6.16).

Lampert, T. / Kroll, L. E. (2009): Die Messung des sozioökonomischen Status in sozialepidemiologischen Studien. In: Richter, M. / Hurrelmann, K. (Hg.): Gesundheitliche Ungleichheit Grundlagen, Probleme, Perspektiven. 2. Auflage. Wiesbaden: S. 309-334.

Peter, R. / Geyer, S. (2009): In: Soziale Faktoren und Krankheit: Gesundheitliche Ungleichheit, Ungleichheiten in der Versorgung und die gesundheitlichen Folgen von Arbeitslosigkeit. Für: AOK. Online im Internet: https://www.mh-hannover.de/fileadmin/institute/med_soziologie/downloads/BerichtAOKNovember2009.pdf (Zugriff v. 01.6.16).

Schäfers, B. / Kopp, J. (Hg.) (2006): Grundbegriffe der Soziologie. Lehrbuch. 9. Auflage. Wiesbaden: VS Verlag für Sozialwissenschaften.

Robert Koch Institut (2005): Beiträge zur Gesundheitsberichterstattung des Bundes. Armut, soziale Ungleichheit und Gesundheit. Expertise zum 2. Armuts- und Reichtumsbericht der Bundesregierung. Berlin.

Robert Koch-Institut (2015): Gesundheit in Deutschland. Gesundheitsberichterstattung des Bundes. Gemeinsam getragen von RKI und Destatis. Berlin.

WHO (1986): Ottawa Charter for Health Promotion. Online im Internet: http://www.euro.who.int/__data/assets/pdf_file/0006/129534/Ottawa_Charter_G.pdf?ua=1 (Zugriff v. 01.6.16).

Wilkinson, R. / Pickett, K. (2009): Gleichheit ist Glück. Warum gerechte Gesellschaften für alle besser sind. Berlin: Tolkemitt Verlag.

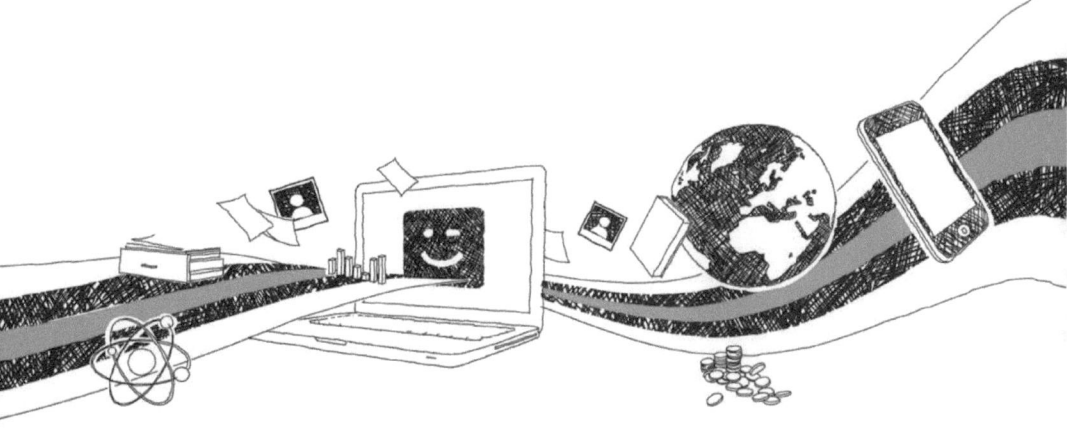
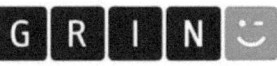